CONSEILS A TOUT LE MONDE

# CONFÉRENCES SUR L'HYGIÈNE INTIME

1° RECHERCHES HISTORIQUES SUR LES ORIGINES DE L'HYGIÈNE PRIVÉE;
2° INFLUENCE DES AFFECTIONS SPÉCIALES SUR LA GÉNÉRATION ET LA SANTÉ;
3° CONSÉQUENCES DES SOINS RENDUS ILLUSOIRES PAR DES MOYENS DÉFECTUEUX;
4° PREUVES DE LA NÉCESSITÉ DE FORMULES ET D'INSTRUMENTS NOUVEAUX.

PAR

**LE Dr CONSTANT POIGNET**

OFFICIER DE LA LÉGION D'HONNEUR

Rien ne retarde plus les progrès de la médecine que les erreurs propagées par les hommes en renom.
(SWÉDIAUR.)

Tremble d'être heureux.
(*Proverbe arabe.*)

PARIS
CHEZ TOUS LES LIBRAIRES

1871

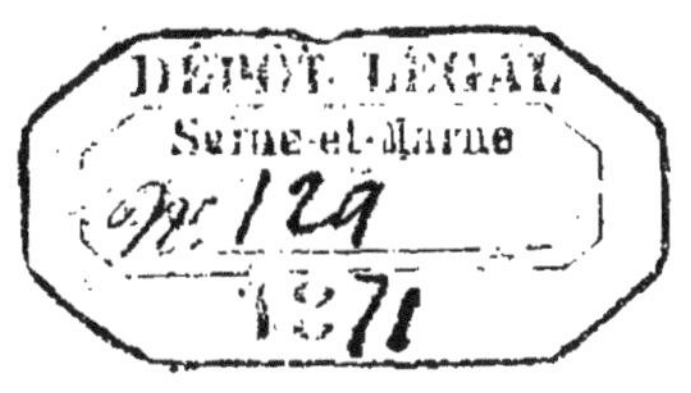


CONFÉRENCES

SUR

# L'HYGIÈNE INTIME

## DU MÊME AUTEUR

---

**Hygiène de l'Enfance** (*France médicale*). 1866

**Organisation des médecins de l'État civil et du Bureau de bienfaisance** (*id.*). 1867

**Recherches sur les causes des ulcérations du col de la matrice** (1re partie). 1869

**Souvenirs du siége de Paris,** 1 brochure. 1871

**Étude sur l'organisation de l'armée française,** 1 brochure. 1871

**Hygiène intime,** 1 vol. 1871

SOUS PRESSE

**L'Assistance publique et les Hôpitaux en France,** 1 vol. 1871

---

F. AUREAU — IMPRIMERIE DE LAGNY

CONSEILS A TOUT LE MONDE

# CONFÉRENCES

SUR

# L'HYGIÈNE INTIME

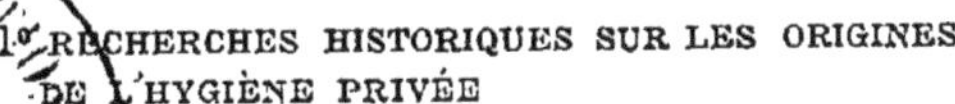

1° RECHERCHES HISTORIQUES SUR LES ORIGINES DE L'HYGIÈNE PRIVÉE
2° INFLUENCE DES AFFECTIONS SPÉCIALES SUR LA GÉNÉRATION ET LA SANTÉ
3° CONSÉQUENCES DES SOINS RENDUS ILLUSOIRES PAR DES MOYENS DÉFECTUEUX
4° PREUVES DE LA NÉCESSITÉ DE FORMULES ET D'INSTRUMENTS NOUVEAUX

PAR

**LE Dr CONSTANT POIGNET**

OFFICIER DE LA LÉGION D'HONNEUR

« Rien ne retarde plus les progrès de
« la médecine que les erreurs propagées
« par les hommes en renom.) »
(SWÉDIAUR.)

« Tremble d'être heureux.
(*Proverbe arabe.*)

PARIS
CHEZ TOUS LES LIBRAIRES

1871

# PRÉFACE

J'ai donné le nom d'*hygiène intime* à une étude qui embrasse la cause, les effets et le traitement d'une affection génitale aussi commune chez l'homme que chez la femme.

En publiant ce travail, j'ai cherché avant tout à en rendre la lecture *possible* et facile aux différentes classes de la société : car je súis bien convaincu que la vulgarisation des principes et des pratiques d'*hygiène intime* est une œuvre humanitaire retardée trop longtemps par une ridicule pruderie, au grand détriment de la santé publique.

Personne ne s'aviserait de contester aujourd'hui que certaines affections, nées de l'incurie et des scrupules irréfléchis des femmes, sont une des principales causes qui rendent la fécondité plus rare, la génération plus chétive, et les tempéraments moins virils.

Ces conséquences que la science révèle sont-elles sans influence sur l'abaissement du niveau moral de la nation?

Non, assurément.

En repoussant et en combattant des erreurs qui engendrent et perpétuent des infirmités dans le monde, en cherchant les moyens efficaces d'assurer la *sécurite* des rapports sexuels, je ne me dissimule pas plus les susceptibilités et les résistances de la fausse pudeur que les hostilités de la routine et de l'ignorance.

Mais, parfaitement indifférent à ces considérations d'ordre secondaire, à l'heure où tout le monde parle de rénovation, j'apporte mon humble contribution à l'intérêt général, en faisant justice de préjugés qui ne doivent plus trouver place dans un siècle avide de vérités et de lumières.

Nul plus que moi ne rend hommage aux efforts des médecins de la salubrité en face d'une contagion qui s'élève avec le chiffre de la population et la précocité de la débauche.

J'essaye de faire pour la santé privée ce que l'administration ne cesse de faire pour la santé publique, en indiquant à tout le monde un agent inconnu jusqu'ici, que j'appellerais infaillible, si je n'avais une répugnance invincible pour les affirmations absolues en matière de science et d'observation.

Je fais appel à l'expérience et à la bonne foi des médecins plus désireux de résultats pratiques que de rivalités et de discussions stériles.

En attendant leur concours éclairé, je place ce livre sous le patronage du bon sens.

Les femmes y découvriront peut-être le secret de certaines déceptions, en même temps que les hommes y trouveront l'explication de quelques mécomptes.

LE D^r^ CONSTANT POIGNET.

Paris, 12 août 1871.

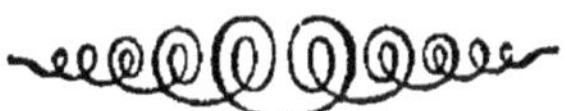

# AVANT-PROPOS

L'homme est une chose fragile
exposée à tous les accidents.

(ARISTOPHANE.)

L'hygiène deviendra-t-elle la dernière expression de la médecine moderne? Je n'en sais rien ; mais l'effervescence universelle d'une génération impatiente paraît résoudre le problème dans le sens de l'affirmative.

Entraînée par le tourbillon vertigineux du progrès, des affaires ou des plaisirs, la fiévreuse activité humaine semble, en effet, avoir tout prévu, tout embrassé, tout préparé pour une agitation perpétuelle et insensée.

Elle n'a oublié qu'une chose : c'est de faire inscrire l'élément *maladie* au débit de la vie.

Lorsqu'est venue l'heure de la lutte et du labeur, l'insouciance, l'imprévoyance, la confiance absolue de l'homme en santé, lui donnent à peine le temps de songer à lui-même, et aux dangers qui menacent son existence.

Trop présomptueux pour être jamais éclairé par l'obstacle imprévu qui le force à une halte passagère pendant sa course effrénée vers les affaires ou les jouissances' ce voyageur toujours pressé ne prend souci ni de ses forces, ni de ses ressources. Il compte sur son énergique volonté, sur son orgueil ou sa vanité : et s'il chancelle dès les premiers pas, l'animation de l'exemple l'entraîne quand même vers le but entrevu dans le délire d'un insatiable besoin de jouir.

Il marche ainsi jusqu'à perdre haleine : lorsqu'il s'arrête sur le chemin, épuisé, dédaigné et écrasé par la foule qui passe indifférente ou railleuse, c'est à grand' peine s'il consent à un éphémère repos. — Il n'aspire qu'à rejoindre les compagnons ou les rivaux qui l'ont devancé et ont atteint le but, à moins pourtant qu'ils ne soient tombés eux-mêmes sur la route, en face de la terre promise.

En un mot, l'homme n'a pas plus le temps d'être malade que de se soigner.

Cette triste nécessité explique peut-être pourquoi la science qui supprime, en les prévoyant, les causes de retard et d'insuccès dans cette immense bataille des intérêts ou des convoitises doit avoir pour les combattants acharnés une supériorité incontestable sur toutes les autres : car elle multiplie les chances du succès en procurant la continuité du travail et de l'effort.

*Times is money.*

Ce livre ne s'adresse donc pas uniquement aux victimes de la débauche ou de l'oisiveté ; il est destiné surtout aux honnêtes gens dont la vie compte moins de plaisirs que d'incessantes préoccupations et d'impérieux devoirs.

# CONSIDÉRATIONS GÉNÉRALES

L'hygiène publique, sous forme d'ordonnance religieuse et de prescription civile, a devancé l'hygiène scientifique.

Moïse, Lycurgue, Mahomet, furent les représentants de cette science dans ses deux premières formes, comme ils furent les fondateurs et les législateurs des

Sociétés anciennes, prosternées devant leur génie.

Moïse crée une nation, Mahomet une religion, et Lycurgue assure la défense de l'État par l'hérédité de la force. — Tous les trois ont révélé dans leurs ordonnances sanitaires la plus haute puissance intellectuelle et la science la plus profonde du milieu difficile où ils vivaient.

Hippocrate est le premier hygiéniste exclusivement scientifique. Il ne s'adresse, ni à la divinité, ni à la loi; il s'adresse à la raison humaine et enseigne à chacun le moyen d'user sainement des choses bonnes à la vie.

Si l'hygiène et la prophylaxie bibliques sont entourées de cérémonies et de rites qui nous étonnent aujourd'hui par leur sévérité et leur minutie, il ne faut pas perdre de vue que l'intimidation religieuse était la seule arme entre les mains de Moïse pour faire respecter les enseignements dont l'observation était indispensable, « sous un soleil ardent, à une époque où le linge était inconnu de ces peuplades arriérées. »

(MICHEL LÉVY.)

Énumérons les plus importants préceptes de Moïse et de Mahomet :

La séparation de l'homme et de la femme après la première nuit du mariage, pendant la période menstruelle, le rasement des poils dans les deux sexes, sauf la barbe, les ablutions après le devoir conjugal, la prohibition de certains aliments, des boissons fermentées, la défense des alliances entre consanguins, la nécessité du croisement des races, les détails pour assurer la salubrité des groupes et la propreté des individus :

Telles sont les grandes vérités mises en lumière par ces illustres législateurs, et qui, imposées rigoureusement comme croyance ou comme loi civile à ces peuples primitifs, sont encore aujourd'hui la base inébranlable de l'hygiène moderne.

Lycurgue mit dans la loi ce que Moïse et Mahomet avaient ordonné comme article de foi et comme pratique religieuse.

On ne saurait vraiment trop admirer la puissance et le génie de ces trois hommes faisant respecter et accomplir leurs prescriptions par des tribus ou des villes en voie d'organisation politique et sociale.

Lorsque Moïse instituait chez les Hébreux la circoncision, dont l'importance hygiénique ne saurait être discutée, même dans nos climats, il en faisait en même temps une ordonnance politique et un signe de nationalité qui est resté dans les mœurs de la race hébraïque.

Mahomet, plus tard, imposa également à ses peuples cette pratique en apparence cruelle : aucun d'eux n'a songé encore à violer cette loi du Coran.

L'hygiène a donc eu sa première sanction dans la religion : et tout ce peuple d'esclaves, à peine émancipé, à sa sortie d'Égypte, subissait sans murmure la discipline sanitaire qui s'étendait aux détails les plus minutieux de la vie domestique.

Mais il n'en fut pas toujours ainsi à Sparte, où quelques-unes des prescriptions de Lycurgue soulevèrent des révoltes par leur odieuse et inutile cruauté.

Un peu plus véridique en effet que les noyades des petits Chinois (qui n'ont jamais existé que pour les besoins de l'œuvre du rachat), les noyades d'enfants contrefaits ordonnées par le législateur de Lacédémone devaient tôt ou tard engendrer une réaction violente contre le privilége de vivre exclusivement accordé à la force et à la constitution apparentes au moment de la naissance.

Aussi ce code barbare ne survécut-il pas longtemps à son auteur : tandis que ceux de Moïse et de Mahomet, empreints de mansuétude, de prévoyance et d'humanité, sont encore aujourd'hui en honneur parmi les israélites et les musulmans de presque tous les pays.

Puisque le hasard m'a conduit à parler des petits Chinois, je demande à placer ici une courte digression pour absoudre la Chine des accusations absurdes qu'on fait peser sur elle.

Les plaines arrosées par les fleuves Jaune et Bleu sont tellement plates et uniformes qu'en certains endroits elles paraissent en contre-bas. Presque toutes consacrées à la culture du riz, elles sont soumises à des labours réguliers et à des irrigations intermittentes.

Un peuple aussi intelligent et aussi civilisé que celui de la Chine n'a donc pu songer à placer des sépultures dans des terrains détrempés, inondés et marécageux, où l'eau stagnante des rizières détermine pendant les chaleurs de l'été des émanations paludéennes qui donnent naissance aux fièvres pernicieuses du plus mauvais caractère.

Les cimetières sont donc établis sur des collines et des monticules parfois très-éloignés des habitations voisines des cours d'eau.

Si la fécondité est immense dans une contrée qui compte 400 millions d'habitants, il est certain que la mortalité de l'enfance y est inévitablement considérable, surtout à certaines époques de l'année. On comprend aisément que les riverains, en ces circonstances, ne se donnent pas toujours la peine de porter les cadavres aux cimetières éloignés, surtout quand il s'agit d'enfants nouveau-nés ou en bas-âge.

Il est encore une autre raison qui explique et justifie ces habitudes, si odieusement interprétées et exploitées depuis 40 ans.

Le peuple chinois honore profondément la vieillesse et porte au plus haut degré l'amour de la famille. Il n'est pas de sacrifices que les descendants ne s'imposent pour conserver les morts le plus longtemps possible près des habitations où ils ont vécu. C'est en quelque sorte le culte des Dieux Lares de l'antiquité.

Cette vénération a sa source dans la croyance religieuse de la Chine qui admet que l'âme de l'homme grandit avec les années en perfection et en sainteté, tandis que celle de l'enfant à sa naissance est à peine en voie de formation.

Les funérailles des vieillards et des adultes sont donc obligatoires, tandis que celles des enfants sont en quelque sorte facultatives. Dans ce dernier cas, les parents enveloppent les petits morts dans des nattes de jonc très-soigneusement cousues et les confient au courant des fleuves qui les transportent vers la mer.

Ce sont ces sépultures flottantes trouvées aux escales de Shang-Haï ou de Canton qui ont fait croire à des infanticides et à des cruautés révoltantes, en même temps qu'elles ont fourni le prétexte d'une œuvre plus financière qu'humanitaire et morale.

Voilà la vérité.

De religieuse et civile, l'hygiène est devenue aujourd'hui administrative et scientifique. Elle embrasse toutes les productions de l'esprit, les institutions, les lois, les mœurs, les usages des nations et des individus. Car l'instinct de conservation est aussi bien le mobile des sociétés, que l'inspirateur des actes de la vie individuelle.

Ce vaste ensemble de connaissances et d'applications a déterminé les divisions de cette science en hygiène publique et en hygiène privée ; mais, intimement unies et solidaires, toutes deux concourent à améliorer l'espèce humaine dans toutes ses conditions d'existence.

L'hygiène publique n'est, en définitive, que l'extension de l'hygiène individuelle, appliquée aux nations. Si la première varie suivant les saisons, les climats et les races, de même la seconde diffère suivant les individus et la région qu'ils habitent.

Nommons encore l'hygiène *sociale* et l'hygiène *morale :* deux abstractions, nées d'une fantaisie du langage figuré, mais qui ne sauraient trouver place dans une nomenclature scientifique et purement médicale.

L'hygiène privée, intime, la seule dont je veux m'occuper ici, se renferme dans l'organisme, dans l'individu isolé, mais par ses résultats elle concourt à la véritable hygiène sociale, c'est-à-dire à l'amélioration physique des populations.

Jean-Jacques Rousseau disait que l'hygiène en général est moins une science qu'une vertu. Cela serait très-vrai, si l'on pouvait faire abstraction des causes morbides qui résultent de la civilisation.

En effet, si dans beaucoup de cas les sensations de l'organisme ne suffisent pas toujours à nous indiquer les lois hygiéniques indispensables à notre conservation, il faut bien vite avouer que l'homme a besoin du concours de la science pour montrer, prévenir, ou écarter les dangers qui menacent son repos et sa vie.

Ce travail n'a pas d'autre but. Comme une sentinelle prudente et vigilante, il a pour mission d'éclairer un terrain obscur, de veiller attentivement, afin de signaler un péril, et d'aider à vaincre un ennemi d'autant plus redoutable qu'il se dissimule ordinairement derrière les plus séduisantes apparences.

Des moralistes plus prudes que judicieux se sont élevés naguère contre les moyens d'hygiène ayant pour but de prévenir le développement des maladies vénériennes, sous prétexte que c'était donner l'impunité au vice et par conséquent l'encourager. Si leurs raisons avaient le moindre fondement, « il faudrait se garder de divulguer les moyens de reconnaître les falsifications du vin, par exemple, et d'en préserver les consommateurs, par la crainte de voir les ivrognes aller avec plus de sécurité s'enivrer au cabaret. »

(LONDE.)

De pareils motifs sont sans valeur et ne sont pas plus dignes de discussion que de respect, car l'intérêt de la société et l'avenir des peuples sont des mobiles bien supérieurs à toute autre considération.

C'était aussi le sentiment de la reine Blanche Ire, à ce qu'il paraît, car voici un édit, octroyé par elle en 1347 à la ville d'Avignon, qui témoigne de sa sollicitude éclairée et de son dédain pour une mesquine pruderie : « *La reine veut que, tous les samedis, la Baillive, assistée d'un chirurgien, visite toutes les courtisanes, et s'il s'en trouve parmi elles quelqu'une qui ait contracté le mal de paillardise, qu'elle soit séparée des autres pour demeurer à part, afin qu'elle ne puisse s'abandonner et donner le mal que la jeunesse pourrait prendre.* » (*De Disciplina Lupanaris Avenionensis*, 1347.)

Cette sage ordonnance, qui contient en germe notre dispensaire de salubrité et notre prison-hôpital de Saint-Lazare, ferait honneur aux législateurs du siècle le plus éclairé.

Les statuts anglais, dès 1163, règlent la question des mauvais lieux. Un édit, écrit sur vélin et conservé dans les archives de l'évêque de Winchester, ordonnait à tout concierge de ne garder dans sa maison aucune femme atteinte *de l'abominable maladie de la Brûlure*, sous peine d'une amende de 100 schelings.

L'hygiène a donc suivi de près l'apparition des maladies contagieuses. Tous les gouvernements connus, ainsi que le haut clergé du moyen âge, ont laissé des témoignages irrécusables de leurs efforts pour limiter les ravages d'un fléau que l'ignorance et la superstition rendaient encore plus qu'aujourd'hui désastreux pour la santé publique.

## RECHERCHES HISTORIQUES

« Après l'ignorance est venue
« la notion superficielle qui en-
« gendre la science systématique
« et prolonge l'erreur. »

(COURTY.)

Avant de commencer l'étude des affections symptomatiques des flueurs blanches et des diverses manifestations qui en sont la conséquence chez l'homme et chez la femme, je crois utile, pour justifier l'importance des considérations qui vont suivre, d'entrer dans quelques détails historiques sur l'antiquité de la blennorrhagie et de la syphilis.

Je ne prétends point décider la question d'origine et déterminer rigoureusement la marche de ces deux affections : je veux seulement en indiquer l'ancienneté sur le globe.

Les auteurs les plus anciens nous ont transmis sur ces maladies des descriptions d'une exactitude frappante, et nous ne pourrions mieux faire, pour rendre hommage à la vérité, que de les citer textuellement. Mais le cadre de cette étude nous permet de nommer seulement les plus remarquables.

Selon Hérodote, les Scythes étaient

atteints d'une sorte de gonorrhée qui rendait les hommes efféminés et impropres à l'acte de génération.

Celse parle d'un écoulement de semence qui n'est engendré ni par les rêves ni par le coït, mais qui amène la consomption. C'était évidemment de la blennorrhagie qu'il voulait parler.

Dioscoride et Pline parlent de remèdes contre les bubons, les végétations, les rhagades, les condylômes.

Hippocrate décrit la méthode pour guérir les ulcérations, l'ardeur et le prurit des parties génitales de la femme qu'il attribue à la suppression des règles. Il mentionne également les mortifications et le cancer de la verge, les poireaux, les tumeurs du testicule, les pustules du vagin.

Les ulcères des parties génitales d'Hérode, dont parle Josèphe, semblent avoir été liés à une maladie plus générale dont il n'est pas téméraire de suspecter la nature.

Les douleurs nocturnes, intolérables, qui tourmentaient Saül et motivaient le recours à la harpe de David, à titre de calmant, ne laissent aucune équivoque dans l'esprit sur la nature et l'origine de ses souffrances.

L'affreuse maladie de Job est fortement soupçonnée d'être une infection syphilitique, et en parlant de David, don Calmet nous le montre : *fluens* et *leprosus.* Cela pourrait sans contestation s'appeler aujourd'hui une blennorrhagie lépreuse.

Il faut croire que la passion du Roi-Prophète pour la belle Betsabé ne fut pas plus étrangère à cette double affection que quelques siècles plus tard les caresses de la belle Féronnière ne le furent aux mortels regrets du Roi-Chevalier.

Les écrits d'Eusèbe, d'Oribaze, d'Aétius, etc., sont remplis d'anecdotes et de descriptions minutieuses des affections vénériennes de ce temps-là.

L'évêque Palladius, contemporain de Théodose le Jeune, raconte, entre autres, l'histoire curieuse d'un saint ermite nommé Héron, qui, un beau jour, dévoré d'un feu étrange et de désirs inconnus, partit pour

Alexandrie. Après avoir fréquenté les gymnases, les amphithéâtres et tous les lieux publics, il confia son chagrin à une courtisane et finit par se précipiter dans l'abus des femmes et le plus sale libertinage *(sic)*.

Bientôt, il lui vint dans certains organes une sorte de charbon, et dans l'espace de six mois ses parties se détachèrent d'elles-mêmes. Cette circonstance, ajoute le pieux evêque, le fit revenir à Dieu et confesser ses péchés. Il rentra dans la solitude du désert et ne fut plus jamais tenté par le démon. Résultat assez explicable et très-indépendant de la volonté ou de la conversion du cénobite.

Les Hébreux étaient très-sujets aux contagions génitales: aussi Moïse, dans le

Lévitique, parle longuement de la prophylaxie et du traitement de ces affections.

Les pratiques les plus sévères, la séquestration, l'éloignement de la famille ou de la tribu, le lavage et même l'incinération des vêtements, sont décrits avec une minutieuse prévoyance par l'illustre législateur. Il croyait, comme ses devanciers, que la gonorrhée des Israélites était due à une semence corrompue par des rapports prohibés avec des femmes à l'époque menstruelle.

Les médecins arabes, qui semblent avoir eu le privilége des connaissances supérieures, ont sur cette question laissé des livres bien curieux et marqués au coin la plus judicieuse observation.

Ainsi, Mesué, l'un d'eux, parle de la fréquence des érections nocturnes, de la courbure de la verge, et indique de la manière la plus exacte la forme cordée de cette affection que nous connaissons aujourd'hui.

Rhazès mentionne les rétrécissements et propose de les guérir avec une sonde de plomb.

Tous les auteurs de ce temps-là conseillent déjà les injections, les suspensoirs, les lavages fréquents, l'abstinence, le repos. C'est à se demander ce que nous avons trouvé de mieux depuis cette époque reculée.

Chose bizarre, bien longtemps après la connaissance de la syphilis en Europe, la gonorrhée, presque partout attribuée à l'humeur fétide de la femme, à une perte de semence corrompue par un contact impur, était encore regardée comme une maladie honteuse et une preuve d'effroyable débauche, tandis que la syphilis passait pour une maladie générale, contractable en dehors du coït, *par les procédés les plus avouables.*

Le moyen âge nous a transmis des pratiques et des formules de traitements où la fantaisie et la superstition jouent le principal rôle. L'exploration directe des organes génitaux de la femme, rendue presque toujours impossible par les préjugés et la sévérité des scrupules religieux, finit par réduire la thérapeutique des maladies vénériennes à des philtres mystérieux et à des pratiques d'exorcisme qui témoignent moins de science que d'écarts d'imagination et d'amour du merveilleux.

Cependant les Croisades motivèrent des précautions sanitaires, poussées jusqu'à l'extravagance, mais en quelque sorte justifiées par la terreur d'une affection inconnue. L'effroyable contagion qui, sous le nom de lèpre, gagna toute la chrétienté combattante et croisée, nécessita la séquestration absolue de milliers de malheureux dans des léproseries dont le nombre, en quelques années, atteignit, pour la France seulement, le chiffre de 986.

Je ne suis pas éloigné de penser que les expéditions en Terre Sainte et en Afrique contribuèrent à propager, sous une désignation spéciale, des affections d'un caractère plus précis, qui ont pu perdre leur nom de baptême en changeant de climat, mais que notre génération n'a plus retrouvées comme maladie épidémique.

Il y avait d'ailleurs, à cette époque de notre histoire, une confusion absolue entre la syphilis et la blennorrhagie, ainsi qu'une ignorance universelle des symptômes et des effets particuliers à chacune de ces affections.

Il faut arriver jusqu'à Morgagni pour voir cesser ces malentendus scientifiques, qui faisaient croire que la première maladie était la conséquence de la seconde.

Cette erreur générale, longtemps propagée par les grands praticiens du temps, ne trouva guère d'opposition avant Astruc, qui, sans admettre cependant l'assimilation complète, croyait néanmoins que, dans certains cas, la gonorrhée pouvait engendrer la syphilis. Mais son opinion est exprimée avec une timide réserve et n'a point le caractère d'une conviction positive : « Jamais, dit-il, dans son Traité des maladies vénériennes, la gonorrhée ne cause la vérole, pourvu que la semence infectée de virus coule abondamment et librement, parce que de cette façon le virus est évacué. » Évidemment, pour Astruc, la gonorrhée était encore une infection du sperme de l'homme par l'humeur fétide de la femme.

Nous sommes, comme on le voit, bien loin de la connaissance parfaite de la blennorrhagie, de ses causes, de ses effets et surtout de son traitement rationnel.

Quant à la syphilis, on a toujours prétendu qu'elle avait été introduite en Europe de 1494 à 1496, par les marins de Christophe Colomb, à leur retour d'Amérique.

Il faudrait en finir une bonne fois avec cette opinion, accréditée de siècle en siècle, et qui n'a pas même le caractère de la vraisemblance.

Tous les peuples connus se sont attribué réciproquement la contagion de la vérole. Le nom varie avec la provenance, mais il est certain que cette maladie est née avec la première civilisation et qu'elle est vieille comme le monde.

On la trouve partout à la fois, et plusieurs siècles avant la découverte de l'Amérique, les médecins de la Chine et de l'Hindoustan traitaient déjà la syphilis par le cinabre et le mercure.

Les Brames du Thibet guérissaient ce qu'on nommait alors le *feu persan* par des remèdes secrets dont ils avaient le monopole, et dont la base était encore le mercure sous différentes formes. Ils croyaient que le Feu persan, transmis par les Perses aux Indo-Chinois, résultait d'une simple maladie vénérienne dégénérée en chancres et en ulcères sanieux.

Les dialogues de Lucien, les saturnales de Lesbos, l'effroyable débauche des villes aux châtiments légendaires ne laissent point subsister l'idée que l'antiquité ait échappé à une contagion connue déjà et répandue sur presque toute la surface du globe.

Dans un travail spécial sur la conquête du Mexique, le P. Torquemada et le P. Acosta affirment que la syphilis était ignorée sur le continent Mexicain avant l'arrivée des Espagnols de Fernand Cortès.

Un écrivain indigène, cité par William Prescott, contemporain de la conquête et converti au christianisme, nie également la présence de cette maladie avant l'invasion des Européens dans le Nouveau-Monde.

Sans m'arrêter plus longtemps à des controverses qui n'ont qu'un intérêt scientifique de second ordre, je me hâte de terminer cet aperçu rétrospectif sur une maladie qui paraît avoir existé à toutes les époques, ainsi que sous tous les climats.

La vérité historique et la bonne foi m'obligent, en outre, à confesser que nous n'avons pas plus le mérite d'avoir découvert la syphilis que nous n'avons celui d'en avoir inventé le traitement, puisque le mercure était employé dans l'antiquité la plus reculée, malgré l'il lusion ou la prétention de certains médecins modernes.

Ce qu'il importe de savoir, c'est l'indépendance absolue de la blennorrhagie et de la syphilis. Sans rechercher l'influence de l'une sur l'autre et l'ordre chronologique de leur apparition sur la terre, je vais exposer les causes des écoulements divers chez l'homme et chez la femme, et faire connaître les moyens efficaces pour en préserver ou en guérir l'espèce humaine.

Mon sentiment est que dans les questions délicates, il vaut mieux prévenir, éclairer le public que le maintenir dans une erreur funeste, sous prétexte de respecter certains scrupules.

Je pense, aussi, que l'on peut tout dire

sans offenser les convenances et que l'hygiène n'exclut pas plus la morale que la pudeur.

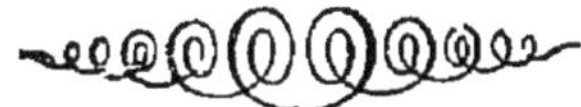

# PREMIÈRE PARTIE

---

## CAUSES ET GENÈSE DE LA BLENNORRHAGIE

Selon moi, tout écoulement anomal, fétide ou purulent chez la femme, doit être tenu pour suspect et malfaisant. Le coït dans ces conditions ne doit pas échapper aux risques d'une infection plus ou moins durable.

Si, dans un grand nombre de circonstances, aucun phénomène d'irritation consécutive ne se manifeste chez l'homme, cela tient à des causes et à des états particuliers dont nous parlerons dans le cours de ce chapitre.

D'abord, comment se contracte la blennorrhagie? Par quel mécanisme anatomique et physiologique le mucus purulent de la femme s'introduit-il dans le canal de l'urèthre de l'homme? Pourquoi la maladie ne débute-t-elle pas par l'extrémité du méat qui seul est en contact avec la sécrétion vaginale? Pourquoi, au contraire, les premiers phénomènes de chaleur, de douleur, d'inflammation se passent-ils dans l'intérieur du canal, toujours en arrière du gland?

Je crois que l'explication de tous ces phénomènes étranges n'a jamais été donnée d'une manière bien satisfaisante : seul un passage de Swédiaur, que m'a montré mon ami, le Dr Malterre, laisse entrevoir une partie de la vérité.

Seulement ma démonstration est basée sur l'anatomie et la physiologie et celle de Swédiaur sur une hypothèse.

Voici la mienne :

*La fosse naviculaire* de l'urèthre chez l'homme est l'analogue du cul-de-sac postérieur du vagin de la femme, à titre de réservoir des sécrétions et de laboratoire des écoulements. C'est de ce point, comme d'un centre, que part et rayonne l'inflammation pour s'étendre successivement vers les autres parties du canal.

Au moment de l'éjaculation, pendant le coït, le méat urinaire s'ouvre très-largement par une sorte de dilatation naturelle pour le passage du sperme ; mais immédiatement après, l'organe viril, par un mouvement alternatif de contraction et de dilatation, joue, pour ainsi dire, le rôle d'une pompe aspirante et foulante. Ce mouvement, que j'appelle *mouvement d'aspiration,* attire et introduit dans le canal une certaine quantité du liquide vaginal, purulent ou muqueux, qui va se déposer dans cette *cuvette naturelle* qu'on nomme la *fosse naviculaire.*

Si le mucus ainsi introduit est sain, il ne se produit aucun phénomène sensible et le premier jet d'urine balaye le terrain.

Mais si ce mucus est purulent ou fétide, s'il contient des leucocytes (Eléments anatomiques du pus), ceux-ci se cantonnent, pullulent par une sorte de fermentation dans le réservoir où ils sont inaccessibles, et produisent en peu de temps les phénomènes qui trahissent le début de la blennorrhagie ou de l'échauffement.

C'est donc le globule purulent qui sert de véhicule au principe contagieux, et comme il n'est pas absorbable, la maladie reste locale.

Plus le pus est verdâtre, épais, abondant, plus il contient de ces éléments anatomiques (leucocytes), plus violente est l'inflammation, et plus intolérable est la douleur. Lorsqu'au contraire ces éléments de fermentation et de *pullulation* deviennent moins nombreux, le pus redevient peu à peu muqueux, transparent, le canal cesse d'être douloureux et la guérison s'accuse, ou, tout au moins, l'état chronique s'établit.

C'est donc sur ces éléments de fermentation que doit porter le traitement, l'anéantissement de la cause entraînant la suppression de l'effet.

Il est facile de comprendre, après ces explications, que l'orifice du canal, toujours soigneusement essuyé, en même temps que le gland et le prépuce, nettoyé d'ailleurs par l'urine que presqu'instinctivement tout le monde émet après le coït, il est facile de comprendre, dis-je, que ce méat ne doit pas être le point de départ des phénomènes inflammatoires, tandis que le contraire doit avoir lieu dans la *cuvette naviculaire* qui ne participe en rien à ce double nettoyage, le jet d'urine passant au-dessus sans atteindre le fond du réservoir.

Une injection bien conduite avec un liquide déterminé pourrait seule empêcher la fermentation des leucocytes, mais comme cette précaution n'est ni toujours possible, ni encore usuelle, le mucus séjourne et fermente à son gré jusqu'à production des premiers signes de l'infection.

Il est trop tard alors pour tenter le traitement préventif, et il est indispensable de s'adresser au traitement curatif.

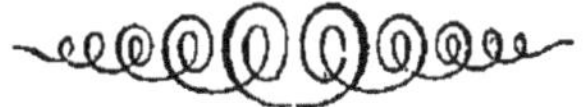

## SYMPTOMES

Les symptômes de la blennorrhagie aiguë ou chronique sont malheureusement à peu près connus de tout le monde, et il est peu d'hommes qui n'en aient personnellement fait l'expérience.

L'écoulement n'est qu'un phénomène secondaire de l'inflammation : il est ordinairement précédé pendant quelques jours d'une sensation particulière, une sorte de prurit ou de chatouillement non douloureux.

Ce n'est pas encore la souffrance, mais c'est déjà une sensation anomale qui éveille l'attention et inquiète le malade. Pourtant la douleur ne tarde pas à survenir rapidement et à se faire sentir surtout pendant et après le passage de l'urine sur la région enflammée.

Cette période initiale peut durer plusieurs jours et même plusieurs semaines d'une manière continue : parfois la douleur devient atroce, et les érections fréquentes, notamment pendant la nuit, déterminent des souffrances si aiguës qu'il semble que des milliers d'aiguilles déchirent le canal. La verge se courbe, se tord en quelque sorte (chaude-pisse cordée), les cordons spermatiques et les ganglions de l'aîne se tuméfient, les testicules, le col de la vessie participent à l'inflammation qui s'étend progressivement à tous les organes génito-urinaires.

La marche, la station debout deviennent impossibles, les malades perdent l'appétit, le sommeil, et les plus courageux frissonnent à la pensée d'uriner. Le repos au lit devient alors obligatoire; les affaires, les voyages, les études, les plaisirs, tout doit être abandonné sur-le-champ, sous peine d'orchite sans cesse imminente et que les plus grandes précautions ne parviennent pas toujours à empêcher.

Cet état n'a pas de limite rigoureuse ; la diète, le repos, les bains, les émollients amènent peu à peu une diminution des symptômes aigus, l'irritation devient moins douloureuse, la pesanteur au périnée, la tension des cordons et des testicules diminuent, l'écoulement devient moins abondant, moins verdâtre et revient progressivement à l'état muqueux. La guérison commence, s'affirme, à moins que, par l'impatience du malade à reprendre prématurément ses habitudes d'activité ou de plaisir, l'affection ne passe à l'état chronique.

C'est là le dénoûment le plus ordinaire. Il ne reste plus alors, en dehors d'une douleur très-supportable, qu'un suintement peu abondant, perceptible surtout le matin, mais augmentant au moindre excès ou à la moindre fatigue. C'est ce qu'on nomme vulgairement *la goutte militaire*, noyau de récidives autant que source d'ennuis agaçants et d'inquiétudes continuelles.

## ANCIEN TRAITEMENT

« Il semble que l'homme
« soit éternellement con-
« damné à ne trouver la vé-
« rité qu'après avoir épuisé
« toutes les erreurs. »

(SWÉDIAUR.)

Je ne crois pas qu'il soit nécessaire de faire ici le procès des divers traitements dont les médecins et le public lui-même ont fait justice avant moi et mieux que je ne pourrais le faire.

Si la blennorrhagie est une des affections qui ont donné le plus de prise aux exploitations du charlatanisme, il faut surtout s'en prendre à la routine et à l'indifférence relative du corps médical ; car nous tous, praticiens dociles et confiants, nous sommes restés fidèles aux traditions et aux leçons des grands-prêtres de l'art qui nous ont enseigné le culte des indigestions de copahu, et vanté les miracles du bismuth.

Quand on songe à l'effroyable consommation qui, sous le couvert scientifique, s'est faite de tous les balsamiques, en forme de baumes et d'opiats non moins repoussants que compromettants par leur odeur; quand on se souvient de l'étrange théorie de leur action après un voyage fantastique dans l'économie ; quand on énumère les spécifiques mystérieux, infaillibles, les injections innombrables, incendiaires ou anodines dont la formule n'a pas varié depuis plus d'un siècle, mais dont le nom change avec l'exploitant, on s'explique aisément la vogue des médecins aux diplômes non moins problématiques qu'étrangers.

Pour gagner la confiance des victimes de l'état chronique, engendré par un traitement insuffisant ou routinier, les déclassés de la science ne font que masquer sous un nom pompeux l'éternel balsamique et le traditionnel astringent ; mais ils arrivent à l'heure de l'épuisement de la maladie, et comme l'écoulement disparaît toujours tôt ou tard, ils semblent réussir là où la science officielle vient d'échouer.

Voilà tout le secret de leurs succès.

Il est juste d'ajouter que depuis cinquante ans, environ, le nombre des blennorrhagies a triplé en France, et que la gravité en est à peu près restée la même qu'autrefois. Mais la multiplicité des orchites et des rétrécissements, engendrés par des pratiques universellement repoussées comme dangereuses ou insuffisantes, justifie la nécessité de nouvelles études et la révision du traitement radical de cette affection vénérienne.

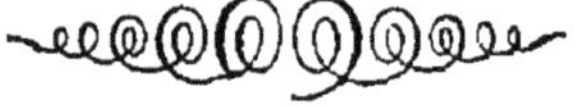

# NOUVEAU TRAITEMENT

> « Dans les sciences d'ob-
> « servation ce n'est pas être
> « empirique que de s'appuyer
> « sur un fait même inexpli-
> « qué. »
>
> (TROUSSEAU.)

J'étais, il y a environ un an, parfaitement convaincu de l'impuissance de tous les remèdes, qui me paraissaient essentiellement générateurs d'états chroniques.

J'avoue que je sacrifiais, comme la majorité des médecins, à la tradition et à la routine, faute de pouvoir mieux faire, lorsqu'une circonstance fortuite m'apprit que, dans une certaine partie du Nouveau-Monde, la blennorrhagie est guérie avec une étonnante rapidité et ne laisse jamais après elle un seul des inconvénients qu'on observe en Europe.

Un de mes anciens condisciples, le docteur Sauvage, établi depuis 20 ans dans ces contrées, revint à Paris vers le milieu de l'année dernière. Il m'affirma que, dans la dernière colonie où il résidait, la blennorrhagie est presque à l'état normal chez les deux sexes et que pas un voyageur, marin ou commerçant, n'échappait à cette contagion fatale. Il ajouta que dans ce pays il n'avait jamais vu ni orchite, ni rétrécissement, et qu'on y guérissait toujours très-rapidement les écoulements, sans changement de régime, sans interruption des voyages ou des affaires.

Très-défiant vis-à-vis des prétendues panacées, sceptique par-dessus tout à l'endroit des récits d'outre-mer, je priai mon confrère de traiter sous mes yeux par sa méthode quelques cas choisis parmi les Mobiles qui encombraient alors les rues, les ambulances et les maisons publiques.

Le succès rapide, étonnant, qu'il obtint chez des hommes en liberté, affranchis de toute discipline comme de toute obligation hygiénique, me surprit tellement, que pendant toute la durée du siége, je lui demandai de continuer ses soins aux nombreuses victimes que la débauche et le désœuvrement multipliaient dans mon service.

Malgré les conditions déplorables dans lesquelles il opérait, je ne parvins pas à constater un seul insuccès chez les hommes qui observèrent rigoureusement ses prescriptions.

Je fus bien forcé alors de me rendre à l'évidence. Mais, pour affermir encore ma conviction, j'ai voulu depuis pratiquer et étendre sa méthode à tous les genres d'écoulements chez l'homme et chez la femme.

Après avoir obtenu plus de deux cents guérisons, soit dans mon dispensaire, soit dans ma pratique, j'ai acquis définitivement la certitude que la science est enfi en possession d'un spécifique sérieux contre la blennorrhagie, à quelque degré d'acuité qu'elle se présente.

*J'affirme que ce traitement ne provoque pas la moindre douleur, ne dérange ni la vie, ni les habitudes, n'expose à aucune indiscrétion et ne soulève aucune difficulté d'exécution. Il n'entraîne jamais les dangers des rétrécissements et des engorgements consécutifs, souvent incurables, qui sont la perspective toujours menaçante des autres traitements.*

La durée ordinaire de la cure est de 6 à 8 jours, souvent moins, et ne doit jamais dépasser 12 jours. Car si, après cette période, les indications ayant été scrupuleusement observées, la guérison n'est pas obtenue, c'est qu'une cause étrangère entretient l'écoulement.

Voilà pourquoi il est indispensable de se faire examiner par un médecin avant de commencer le traitement, afin d'éviter les déceptions et les pertes de temps.

Pendant toute la durée de la maladie, il est *inutile de changer le régime ordinaire*, à moins d'habitudes d'intempérance et d'excès. Il est bien entendu qu'on s'abstiendra de rapprochements sexuels ou d'excitations volontaires.

Le succès nécessite l'observation *absolue* et *rigoureuse* de quelques règles générales avant l'injection curative :

1° Vider la vessie, prendre une injection d'eau pure pour s'exercer et ne pas irriter le canal par une manœuvre maladroite.

2° Ne jamais se servir d'une autre seringue que celle qui sera délivrée avec l'injection ; car elle doit avoir une forme spéciale et un *calibre déterminé*.

3° Il faut que l'injection soit faite franchement, à plein canal, sans interposition des doigts sur le trajet de l'urèthre en avant ou en arrière des testicules.

Toute injection qui ne remplit pas cette condition est nulle et doit être recommencée.

4° Le séjour de l'injection dans le canal doit être de 4 minutes exactement.

5° L'injection curative sera faite deux fois par jour pendant les deux premiers jours du traitement, et jamais plus de trois fois jusqu'à la cessation de l'écoulement.

## CONSEILS

Comme on le voit par ce rapide exposé, la suppression absolue de tisanes, de breuvages, de baumes infects et de pilules indigestes, constituerait à elle seule, à défaut d'autre mérite, un immense et inappréciable avantage. *La facilité et la rapidité d'exécution, la possibilité de la vie habituelle, des voyages, des affaires, se conciliant avec un traitement discret, non douloureux, rapide, à l'abri des complications présentes et futures,* me font regarder la vulgarisation de cette découverte, non-seulement comme un devoir scientifique, mais encore comme une obligation sociale.

---

Il n'y a pas dans le monde que des victimes de la débauche ou des excès vénériens. Il n'y a pas que des viveurs et des désœuvrés inutiles. Il y a des travailleurs, des savants, des hommes d'affaires, des négociants, que leur profession même, par la somme d'activité qu'ils dépensent, expose plus que personne aux irritations légères, aux écoulements non douloureux, mais agaçants et incommodes, par le temps qu'ils prennent et les ennuis qu'ils causent.

C'est à ceux-là surtout que j'adresse mes conseils.

---

Il n'est pas non plus nécessaire de fréquenter une femme malade ou contaminée pour être atteint de ces écoulements plus désagréables encore par la suspicion qu'ils provoquent que par les dangers qu'ils font courir.

On pourra se convaincre, en lisant la deuxième partie de ce livre qui traite des pertes blanches chez la femme, de l'influence énorme qu'elles ont sur la production la plus habituelle des écoulements chez l'homme.

La plus vertueuse des femmes et le plus

fidèle des maris peuvent contracter réciproquement une maladie ayant toutes les apparences d'une inflammation spéciale. Il suffit pour cela d'une excitation passagère, d'une fatigue excessive, d'un rapprochement trop voisin des règles, de quelques flueurs blanches, même accidentelles.

Il est vrai de dire que ces accidents, sans gravité et sans conséquences sérieuses, ne résistent jamais plus *de quatre jours* aux injections pratiquées suivant mes indications et ma méthode.

Une seule injection préventive, après le coït, suffit d'ailleurs à empêcher ces écoulements passagers, de même qu'une simple lotion suffit à prévenir les excoriations du gland ou du prépuce qui constituent la *balanite*.

## RÉSUMÉ PRATIQUE

L'injection curative du Dr Sauvage guérit entre 4 et 12 jours *radicalement,* sans aucune souffrance, sans dérangement d'habitudes, les blennorrhagies aiguës et chroniques.

Quelques injections pratiquées de la façon indiquée dans un chapitre précédent suffisent à produire ce résultat.

L'injection *préventive* s'oppose au développement de ces écoulements, sortes d'échauffements engendrés par des femmes saines, mais affectées de flueurs blanches habituelles ou accidentelles.

Nulle tisane, nul breuvage, ne sont utiles dans ce traitement *local* d'une affection purement et exclusivement *locale*.

Aucune complication, aucun accident *de répercussion*, nulle récidive ne sont à redouter pour l'avenir.

Tels sont les enseignements d'une expérience appuyée par des centaines de guérisons et sévèrement contrôlée par un homme qui ne saurait être suspecté de compromis ou d'illusions scientifiques.

# DEUXIÈME PARTIE

---

## LES PERTES BLANCHES CHEZ LA FEMME

### LEURS TRANSFORMATIONS

« Foin des plaisirs que le
« remords doit suivre. »
(La Fontaine)

On est convenu d'appeler en général pertes blanches les flux divers qui, en dehors des règles, viennent de la vulve, du vagin ou de la matrice.

Si aucune affection n'est plus commune aujourd'hui, aucune peut-être n'est plus négligée.

Soit qu'un grand nombre de femmes n'attachent pas d'importance à cet écoulement dont elles ne se sentent pas très-incommodées, soit que l'aveu de cette petite misère répugne à certaines autres, et que leur pudeur s'alarme de la possibilité nécessaire d'un examen local, il est rare que le médecin soit consulté à cet égard, à moins d'abondance excessive, de douleurs internes, ou de sollicitations conjugales.

Mais, sous ce nom générique de pertes blanches, se cachent très-souvent, à l'insu des femmes, des vulvites, des vaginites, des leucorrhées essentielles ou symptomatiques, les unes engendrées par le mucus vaginal, les autres contractées dans des rapports suspects ou excessifs.

Il n'est que trop fréquent de voir une femme honnête procurer à son mari une maladie qu'elle ignore complétement et qui devient souvent une cause de trouble et de soupçons dans le ménage.

C'est que la limite qui sépare les pertes contagieuses de celles qui ne le sont pas ne peut être appréciée par la femme et ne peut être déterminée que par l'examen d'un médecin exercé.

En effet, *les sécrétions ordinaires*, *physiologiques*, si l'on veut, de la vulve, du vagin, de la matrice, ne se produisent que d'une manière intermittente ; par exemple, au moment d'une excitation amoureuse, avant et après la menstruation, au moment du coït, de la grossesse, après une marche forcée, la danse, un excès bachique ou vénérien.

Mais ces pertes conservent toujours leur caractère *physiologique* et cessent pour ainsi dire avec la cause qui les a fait naître.

La leucorrhée *continue,* au contraire, révèle toujours un état pathologique du système génital, car il n'y en a pas de *normale.*

Les caractères de ces pertes varient avec leur origine et le lieu d'où elles proviennent. Tantôt transparents, visqueux, laiteux, acides ou alcalins ; tantôt jaunes, verdâtres, purulents, les liquides vaginaux sont plus ou moins irritants pour les parties voisines qu'ils excorient. Ils exhalent parfois une odeur caractéristique de fermentation acide, d'autres fois une odeur fade et même fétide, qui suffit à trahir une affection organique de la matrice dès qu'on soulève les vêtements de la femme.

On ne saurait s'étonner après cela du rôle important que jouent ces éléments pathologiques dans la production des vaginites, des vulvites et des blennorrhagies des deux sexes.

C'est à eux qu'on doit l'épaississement de la muqueuse vaginale, *les végétations* qui envahissent parfois l'entrée du vagin et l'obstruent si bien qu'aucun rapport n'est possible, et que le plus petit spéculum ne peut y être introduit.

C'est à eux encore qu'il faut attribuer ces dénudations épithéliales des grandes et des petites lèvres qui rendent les rapprochements sexuels si douloureux pour les femmes, ainsi que les engorgements des ganglions inguinaux et pelviens.

Malgré cela, l'existence de ces écoulements est rarement dénoncée au début par les femmes, qui, soit énergie soit habitude d'une souffrance intermittente et ordinairement tolérable, ne croient pas nécessaire de réclamer les conseils de leur médecin.

Mais ces symptômes insidieux ne tardent pas à être accompagnés ou suivis de dyspepsie, d'amaigrissement, de dépérissement général des forces, de palpitations, de spasmes, de défaillances, de la décoloration des tissus, et, en un mot, de tous les phénomènes qui constituent ce qu'on a appelé si justement le *nervosisme* (maladie du système nerveux général).

La leucorrhée est donc toujours l'indice d'un trouble fonctionnel, organique ou local, dont les manifestations passent souvent inaperçues, mais dont l'intérêt pathologique et hygiénique ne saurait être amoindri par quelques exceptions peut-être plus apparentes que réelles.

## FRÉQUENCE DES LEUCORRHÉES

On prétend qu'à Paris les deux tiers des femmes sont atteintes de flueurs blanches.

Ce chiffre est plus facile à énoncer qu'à vérifier. Mais, quel que soit le degré de confiance qu'on doive lui accorder, il accuse une proportion trop élevée pour n'être pas basé sur la somme des vraies et des fausses leucorrhées. Ces dernières, étant intermittentes et éphémères, ne sauraient avoir le caractère de celles qui, par leur permanence, sont toujours symptomatiques d'un trouble général ou local.

Quelques praticiens, Jean-Baptiste et Henri Blatin, Nivet, etc., dans la première moitié de ce siècle, ont subordonné à la leucorrhée toutes les maladies de matrice. Par une réaction exagérée, mais en quelque sorte inévitable, les apôtres de l'irritation ne l'ont acceptée que comme symptôme d'une métrite ou d'une vaginite.

La nouvelle génération médicale, qui n'accepte pas sans examen les affirmations sommaires et qui passe au crible les opinions de ses devanciers, a rendu à la leucorrhée son véritable caractère.

Tantôt maladie essentielle, tantôt symptôme, altération constitutionnelle ou résultat d'une perversion de la nutrition et de l'innervation, cette révélation pathologique, sous ces deux formes, est digne du plus haut intérêt et de la plus constante sollicitude.

J'avoue que je ne serai jamais tenté de partager l'opinion de Raymond, qui met les flueurs blanches au rang des affections que le plus souvent il ne faut pas guérir.

J'aurai toujours de la peine à comprendre que ces écoulements divers, muqueux ou purulents, puissent impunément élire domicile dans les parties génitales de la femme, sans y engendrer tous les désordres qu'entraînent les excès vénériens, la masturbation et les usages vicieux d'une toilette insuffisante.

Je ne connais que deux circonstances dans lesquelles on doit respecter les flueurs blanches.

1° Lorsqu'elles se produisent avant la première menstruation chez les jeunes filles.

Car ce n'est alors qu'un simple effet de turgescence vasculaire et d'exubérante vitalité des organes ; ou, pour mieux dire, c'est le prodrome physiologique d'une fonction nouvelle qui disparaît avec la pre mière apparition des règles, et qui rappelle le nom de *phlogose amoureuse* que Lecat donnait à la période menstruelle.

2° Lorsqu'elles apparaissent chez les petites filles à l'époque de la dentition.

Mais, l'écoulement leucorrhéique qui se produit alors pendant ce travail n'a pas plus de signification que la salivation et la diarrhée qui en sont également les phénomènes ordinaires.

Les scrofules, la chlorose des jeunes filles, les diathèses herpétiques, dartreuses ou cancéreuses (apparentes ou cachées), un refroidissement inopportun du ventre par un courant d'air ou un bain froid, un gazon humide, sont les causes les plus ordinaires de la leucorrhée symptomatique.

Il est incontestable que les tempéraments lymphatiques sont plus sujets aux flueurs blanches *essentielles* que les tempéraments sanguins, et que les jeunes femmes en sont plus souvent affectées que les femmes âgées. Cela se conçoit sans peine, car les organes d'une femme jeune sont le siége d'une activité incessante et sont soumis à toutes les causes d'excitation et de fatigue qui disparaissent à une époque plus avancée de la vie.

Les climats froids et humides disposent encore à ces écoulements plus que les climats chauds. J'ai cependant observé en Afrique une grande fréquence de ces leucorrhées chez les femmes de 25 à 35 ans.

Les médecins arabes attribuent généralement une singulière propriété à ces écoulements : ils prétendent qu'ils sont inoffensifs dans les rapports ordinaires, paisibles, de mari à femme et qu'ils sont souvent dangereux pour l'amant. Ils expliquent ce résultat par la croyance que les femmes en rupture de fidélité conjugale éprouvent des sensations plus voluptueuses, à la suite desquelles les sécrétions anodines se transforment en sécrétions plus âcres au moment de la jouissance et deviennent ainsi funestes à leur complice.

De là ce proverbe arabe : « Si tu rencontres celle qui t'aime, *tremble d'être heureux !* »

En Belgique, en Hollande, en Angleterre, dans les contrées marécageuses, l'absence de leucorrhée est très-rare. A Marseille et dans le midi de la France, un tiers à peine des femmes en sont atteintes. (Girard.)

Il ne faut pas oublier que les excitations

des organes génitaux chez les petites filles, l'abus du coït chez les jeunes mariées, les approches des règles, la masturbation, l'avortement, l'aménorrhée accidentelle, sont des causes également génératrices d'écoulements variables en consistance et en durée.

Je vais plus loin, toutes les perversions de la nutrition et de l'nnervation produisent des écoulements chez les femmes à constitution molle, délcate, lymphatique; mais ces produits de sécrétion ne sont nuisibles à l'homme qu'autant qu'ils ont séjourné et fermenté en quelque sorte dans le vagin.

La leucorrhée vaghale peut avoir son retentissement jusqu' dans la matrice et les ovaires. Et elle constitue alors ce qu'on nomme le *catarrhe utérin,* l'une des affections les plus tenaces et les plus lentes à guérir.

Pour le médecin attentif, le seul fait de la durée d'une pareille perte, chez une femme ayant tous les attributs de la santé la plus parfaite, est un indice certain d'un trouble fonctionnel, et il suffit à motiver des recherches incessantes afin d'en découvrir la cause et d'en arrêter les effets.

A propos de la cause des flueurs blanches, je crois devoir signaler la grande responsabilité qu'on a fait peser, dans ces derniers temps, sur l'usage habituel du café au lait. D'après MM. Lagneau, Lisfranc et Nonat, cet aliment engendrant les flueurs blanches, devrait être formellement condamné et surtout impitoyablement banni de l'alimentation.

Cette opinion a fait son chemin en France, et il n'est pas de petite ville ou même de village où elle n'ait trouvé des défenseurs parmi les médecins, malgré la rareté des écoulements *essentiels* chez les femmes de la campagne.

Cette accusation ne paraît nullement démontrée, et l'exemple de Paris choisi comme témoignage me met en défiance contre cette condamnation d'une justice discutable.

En effet, tout le monde reconnaît qu'à Paris le mélange que l'on boit généralement sous le nom de *café au lait* contient très-peu de lait, et pas du tout de café;

ces deux circonstances atténuantes doivent singulièrement alléger le dossier de ce condamné qui ne cesse de protester contre des accusations insuffisamment démontrées.

Cette résistance de l'opinion n'est pas sans quelque fondement.

Car à Londres et dans toute l'Angleterre, on ne prend que du thé au lait, presque jamais de café, et il n'est pas de pays où les flueurs blanches soient plus fréquentes.

M. Nonat a assimilé l'action du café au lait sur la matrice à l'action de la digitale sur le cœur. Cette opinion est bien loin d'être partagée par la généralité des médecins, et je ne la trouve avancée que par son auteur.

D'ailleurs, toutes les sécrétions leucorrhéiques ne sortent pas de la matrice : elles viennent bien plus souvent du vagin et des glandes disséminées à l'orifice de ce canal, sur lesquelles le sédatif de M. Nonat ne semble avoir aucune action.

Les femmes débilitées par la maladie et les privations ont toutes des flueurs blanches. Le café au lait de Paris, composé inédit d'eau laiteuse et de chicorée, remplace souvent pour ces malheureuses une nourriture substantielle et réparatrice. Leur constitution s'appauvrit de plus en plus, les flueurs blanches augmentent parce qu'on n'a pas à leur opposer le contrepoids d'une alimentation *suffisante*. Le café au lait n'est donc coupable que *d'insuffisance*. C'est une coïncidence et non une action personnelle.

A la campagne, là où les femmes sont robustes et bien portantes, le café au lait, digne de ce nom, ne produit jamais les effets qu'on lui attribue à Paris, ainsi que l'a démontré M. Mascarel. (*Gazette médicale*, 1857.)

La chlorose progressive amenée par un régime constamment débilitant entraîne fatalement une atonie fonctionnelle générale, à laquelle ne saurait se soustraire l'appareil génital. Le relâchement des ligaments, les déviations de la matrice, la pâleur et la mollesse des parois du vagin, la faible résistance des sphincters de la vessie, sont les phénomènes ordinaires qui accompagnent ou précèdent la leucorrhée. Ils préparent suffisamment la région utéro-vaginale à un flux muqueux sans qu'il soit besoin d'invoquer le concours illusoire d'un agent aussi inoffensif que le café au lait.

Je n'en finirais pas, si je voulais rappeler toutes les influences puériles ou banales qu'on a invoquées pour expliquer la fréquence des leucorrhées.

Un homme, en quête sans doute de célébrité facile, ou à bout d'arguments, a renchéri, il y a quelques années, sur toutes les causes énoncées par ses devanciers.

Il a condamné et proscrit les chaufferettes!! *Si non è vero, è ben trovato.*

Ce pelé, ce galeux, d'où venait tout le mal...

. . . . . . . . . . . . . . . .

(La Fontaine.)

Je n'ai pas besoin d'ajouter que cette opinion a eu un énorme retentissement dans le public et qu'elle s'est propagée dans le monde entier avec la foudroyante rapidité de l'erreur.

Cette condamnation, qui fait plus d'honneur à l'imagination qu'à la science, n'a cependant pas porté des fruits durables. La réaction du bon sens a succédé à la panique et les chaufferettes sont restées dans les habitudes. Si j'en proscrivais l'usage, je n'invoquerais pas les mêmes motifs que l'auteur de cette ingénieuse découverte; car il ne me viendrait pas à l'esprit d'attribuer à une simple coïncidence la responsabilité d'une action qui leur est absolument étrangère.

Il est une cause beaucoup plus réelle

dont personne ne parle et qui joue le rôle principal dans la leucorrhée idiopathique.

C'est la constipation compliquée d'une antéversion de la matrice, double affection malheureusement trop fréquente dans les grands centres de population.

Les classes laborieuses des villes peuvent se diviser en deux principales catégories : 1° les femmes qui travaillent assises ; 2° les femmes qui travaillent debout.

Celles qui travaillent assises, couturières, lingères, brodeuses, modistes, fleuristes, coloristes, etc., en raison de leur médiocre salaire, font usage d'une alimentation échauffante et insuffisante : elles restent assises en moyenne douze heures par jour. Il est facile de comprendre que cette inactivité musculaire entraîne à la longue une inactivité fonctionnelle progressive dont le premier phénomène est la constipation.

Les pieds élevés sur un tabouret pendant l'été, sur une chaufferette pendant l'hiver, les ouvrières dont je parle ont en quelque sorte le buste rentré, raccourci, et la capacité de l'abdomen est diminuée par cette attitude. En outre, la masse intestinale, comprimée en haut par le corset, maintenue par les parois inextensibles de la colonne vertébrale en arrière, et celles du bassin en bas, se porte nécessairement en avant, là où les muscles du ventre sont dans un relâchement continuel. Ce déplacement entraîne forcément en avant le fond de la matrice et pousse le col en arrière dans le cul-de-sac postérieur du vagin. En outre, cette position est en quelque sorte assujettie par la distension énorme que l'accumulation des matières produit sur le gros intestin au niveau de l'angle sacro-vertébral.

Dans ce bain permanent, au milieu des liquides acides et alcalins de la matrice et du vagin, le col ne tarde pas à s'irriter et à devenir le siége d'érosions ou d'ulcérations. Les sécrétions normales, par leur mélange avec les produits purulents des parties dénudées, donnent naissance à une inflammation générale de toute la région et par suite à une leucorrhée inévitable.

Les chaufferettes n'ont donc rien à faire dans cette manifestation morbide où elles jouent simplement le rôle d'un tabouret sous les pieds, et rien de plus.

Contrairement à M. A. Guérin, je ne saurais accorder le privilége de l'immunité à ces écoulements, et je ne conseillerais à aucun homme d'en subir volontairement le contact.

Les femmes qui travaillent debout arrivent à être affectées de leucorrhées par un mécanisme inverse de déplacement organique.

Exerçant, en général, une profession très-fatigante qui exige une dépense considérable de forces, ne pouvant maintenir l'équilibre par une nourriture réparatrice, ni par une atmosphère salubre, les blanchisseuses, repasseuses, polisseuses, etc., mettent continuellement en jeu l'énergie des muscles abdominaux par des efforts prolongés et sans cesse renouvelés. Cette contraction violente, secondée d'ailleurs par une faiblesse acquise, amène insensiblement une déviation de la matrice et presque toujours l'antéversion.

Le col de l'utérus, se trouvant encore amené par ce déplacement dans les mêmes conditions d'érosion et d'inflammation que chez les femmes continuellement assises, donne par conséquent naissance aux mêmes écoulements leucorrhéiques.

Seulement, comme ceux-ci séjournent moins longtemps que les premiers dans les parties de la femme qui se tient debout, ils contractent plus rarement l'odeur et surtout la consistance caractéristiques des flueurs blanches chez les femmes toujours assises.

Cette différence explique peut-être aussi,

mieux que tout autre motif, la fréquence ou la rareté de la contagion avec des femmes atteintes seulement de flueurs blanches, en dehors de toute contamination antérieure : c'est une question de provenance.

Dans tous les cas, je conseille une sage réserve, et je pense, jusqu'à preuve contraire, qu'il est peut-être prudent de ne pas trop dédaigner mon opinion.

Revenons à notre étude.

Les diverses modifications qu'éprouve l'utérus, après la suppression physiologique ou accidentelle d'une sécrétion, peuvent encore déterminer des flueurs blanches. Ainsi la cessation de l'allaitement, de la sueur habituelle, d'un cautère, d'un vésicatoire, d'une habitude ancienne et exigeante, peuvent, aussi bien que la suspension définitive ou temporaire des règles, amener une leucorrhée permanente ou passagère.

Il est inutile, je pense, d'insister plus longuement sur l'importance du rôle que joue la leucorrhée dans la vie des femmes, ainsi que sur l'influence considérable qu'elle doit exercer dans les rapports sexuels au double point de vue de la sécurité des relations et de l'obligation d'une hygiène préventive.

Si les femmes qui se livrent à la prostitution et à la débauche, celles qui sont prématurément épuisées par les excès, les privations ou les maladies, sont plus sujettes que les autres à ces écoulements suspects, il faut bien se garder de conclure que les femmes honnêtes, les femmes mariées, les femmes du monde, soient par privilége à l'abri de ces dangers.

Les prostituées, libres ou recluses, subissent en général une visite réglementaire et régulière : leur intérêt, la crainte de l'internement à Saint-Lazare, et quelquefois une prudence instinctive, les obligent à des injections après le coït et à des soins de propreté que négligent la plupart des femmes par pudeur, ignorance ou insouciance.

Aussi, les prostituées clandestines, les bonnes fortunes d'occasion, sont-elles plus dangereuses pour la santé publique que les femmes en maisons closes : ce qui ne veut pas dire que celles-ci doivent inspirer une sécurité très-grande aux hommes qui les fréquentent.

Dans les pays chauds, le mal est encore plus considérable; le dédain proverbial des méridionaux pour les ablutions, et la répugnance vaniteuse que témoignent les deux sexes pour les lavages les plus vulgaires, après le rapprochement, ne sont certainement pas sans influence sur le prodigieux développement de la maladie vénérienne dans ces contrées.

Il est donc du plus haut intérêt sanitaire et social de répandre, de vulgariser les enseignements d'une hygiène facile, intelligente, ainsi que la nécessité d'une propreté intime et minutieuse.

J'espère que de notre temps personne ne sera tenté de renouveler l'invitation de ce roi de France, qui, en annonçant sa visite à la belle Gabrielle, lui défendait les ablutions.

On est en droit de se demander si cette recommandation n'était pas un moyen de dissimuler certaine odeur qui, disent les mémoires du temps, contraignait la favorite à se boucher les narines pour subir les amoureux baisers de son royal amant.

Il faut surtout que le médecin consulté apporte la plus scrupuleuse attention à l'examen des parties génitales de la femme et lui fasse bien comprendre que des écoulements, inoffensifs aujourd'hui, peuvent demain passer à l'état fétide et purulent par leur séjour dans les replis du vagin. C'est là que les transformations morbides s'accomplissent et que ces liquides dégénérés finissent par devenir la source d'une contagion presque inévitable.

Dédaignés trop souvent par les préjugés, l'incurie ou la malpropreté, ces états morbides sont favorisés en outre par la fausse sécurité qu'entretient l'usage d'injections mal faites à l'aide de ces seringues recourbées ou droites, qui sont un outrage au bon sens.

Aussi, les résidus, accumulés dans les replis muqueux, accrus par la masturbation, le coït, les excès aux approches des règles, après la défloraison, se décomposent, deviennent purulents, et donnent naissance fréquemment à une inflammation locale, transmissible à l'homme.

C'est, à part la question d'origine, ce que A. Guérin appelle la blennorrhagie des culs-de-sac.

En quelques jours, d'une femme sûre, saine, propre, ces résidus font une femme dangereuse ou malade, atteinte d'une sorte de goutte militaire au moins, si ce n'est d'une véritable vaginite contagieuse.

La conclusion de ce qui précède, c'est que les écoulements chez l'homme proviennent de la malpropreté volontaire ou involontaire des femmes, plus souvent que de la débauche confirmée.

Mais le jour où l'on mettra entre les mains des femmes un instrument commode, maniable, capable de porter *réellement* et facilement jusque dans les profondeurs du vagin un liquide salutaire, la blennorrhagie par les flueurs blanches aura disparu avec la cause qui rendait celles-ci contagieuses.

J'ai acquis, dans ma pratique déjà longue et dans mon dispensaire spécial, l'assurance qu'aucune blennorrhée vaginale essentielle n'est incurable; mais j'ai acquis aussi la certitude non moins grande qu'aucun écoulement, quel qu'il soit, ne doit être dédaigné ou négligé.

Nulle femme ne peut répondre de ne pas subir, à une heure donnée, l'influence des causes qui, d'un écoulement inoffensif, font rapidement un élément de contagion pour l'homme.

Ces expériences ont été recueillies aussi bien auprès des femmes honnêtes qu'auprès des femmes galantes, de tous les ordres, et aucun groupe n'a échappé aux tristes conséquences que j'ai énoncées plus haut.

Toutes les femmes sans exception sont donc absolument intéressées à connaître les moyens qui peuvent les préserver des dangers que leur fait courir leur confiance ou leur négligence.

Tous les maris doivent également savoir que la fidélité conjugale ne saurait toujours être mise en cause par l'apparition soudaine d'accidents plus communs qu'on ne pense.

Le seul coupable, souvent, c'est l'emploi de soins illusoires, insuffisants ou tardifs.

En résumé, la thérapeutique de ces affections se borne à l'usage des deux solutions suivantes :

1° Eau sanitaire du Dr Sauvage employée avant et après le coït, à l'aide de la seringue conique, par les femmes atteintes d'écoulements quelconques.

2° Solution curative du Dr Sauvage, employée matin et soir par le même procédé.

L'eau sanitaire du Dr Sauvage devra donc entrer dans l'hygiène particulière des femmes à tempérament lymphatique, et, par son usage journalier, les préserver de ces mille inconvénients dont l'ensemble ne laisse pas que d'amener un dégoût et un refroidissement progressifs dans les relations intimes.

La solution curative, pouvant devenir indispensable sous l'influence d'une modification accidentelle de la leucorrhée, constitue le traitement le plus actif et le plus rapide contre les états pathologiques qui résultent, chez les femmes, des écoulements vaginaux et utérins.

Mais il ne faut pas que ces lotions et injections *soient incomplètes ou insuffisantes :* car elles entretiennent une fausse sécurité d'autant plus dangereuse qu'elle a pour enseigne les apparences d'une propreté suffisante ou relative.

L'industriel extra-scientifique qui a inventé la seringue à bout olivaire, à tube recourbé, en verre ou en caoutchouc, ne se doute pas de tout le mal que son instrument a produit.

Je m'explique : lorsqu'une seringue à bout recourbé, rigide ou non, est introduite dans le vagin, les parois de celui-ci viennent s'appliquer sur l'extrémité de la canule, bouchent les trous de l'olive, et opposent ainsi une résistance à la sortie du liquide. Celui-ci reflue ordinairement en grande partie dans le corps de pompe, ou bien s'échappe autour de l'orifice pour revenir immédiatement le long de la seringue : mais il n'y a pas projection du liquide et par conséquent point de pénétration dans les culs-de-sac postérieurs du vagin où le bout de l'instrument ne pénètre jamais.

La seringue de Ricord, indépendamment de ses défauts comme volume et solidité, n'agit pas autrement et son usage ne donne aucune sécurité.

Rassurée par une opération qui, en

réalité, n'atteint à peine que le tiers antérieur de l'organe, la femme se présente avec une confiance absolue et ne se doute pas qu'elle a laissé en place les éléments d'une contagion prochaine.

Je suis persuadé que ce sont ces injections mal faites qui ont fait dire et croire que les vaginites et les leucorrhées essentielles sont presque toujours incurables : ce qui est absolument faux.

Ces demi-précautions ont encore une autre conséquence : elles rendent la vulvite aiguë très-rare par les lavages incessants dont les parties accessibles sont l'objet.

Aussi, la plupart du temps l'examen des grandes lèvres et de l'orifice du vagin ne trahit-il en aucune façon les phénomènes qu'une inspection plus profonde ferait découvrir. L'aspect normal des parties externes est un trompe-l'œil qui fait souvent délivrer un certificat de propreté, par des médecins inexpérimentés, à des femmes qu'un praticien plus défiant interdirait pour cause *d'insalubrité* publique.

Les médecins du dispensaire ne s'y trompent guère, et ils réclusionnent sans pitié toutes les filles à écoulements suspects.

Je crois avoir démontré l'importance des injections *réelles* dans toutes les leucorrhées en général : mais pour que le liquide atteigne sans difficulté le fond du vagin (seule région qui recèle les éléments de la contagion), il faut qu'il trouve devant lui un espace libre, ouvert, et qu'il puisse être projeté dans tous les replis et dans toutes les directions.

Il n'est point besoin pour cela d'un instrument recourbé, encombrant, fragile, d'une capacité considérable.

Après de nombreux essais, j'ai fait établir de petits instruments, solides, portatifs, d'un emploi facile, qui répondent si bien aux exigences indiquées, que je ne doute pas de leur prompte vulgarisation, car la plus novice des femmes peut les manier avec autant d'habileté que la plus expérimentée. Ils portent le nom d'*étuis hygiéniques du Dr Sauvage*.

5

# CONCLUSION

Convaincu par d'irréfutables expériences, je ne doute plus de la curabilité rapide de la leucorrhée essentielle, ni de la possibilité de la rendre inoffensive. Comme conséquence immédiate de cette conviction, je crois à la diminution rapide et peut-être à la disparition des écoulements divers chez l'homme.

Je suis persuadé également que l'usage

journalier des injections *préservatrices*, pratiquées avec des instruments qui les portent réellement jusqu'au fond du vagin, s'imposera comme une bienfaisante innovation dans l'hygiène intime de toutes les femmes soucieuses de leur santé, de leur intérêt ou de leur repos.

Dr Constant Poignet.



Paris, le 12 août 1871.

FIN

# APPENDICE

Le docteur Sauvage, de la Faculté de Paris, a été pendant dix ans agent consulaire français aux Iles Aukland, groupe situé au S.-E. de la Nouvelle-Zélande (antipodes de Paris). De retour en France au moment de l'invasion, il a servi en qualité de chirurgien-major aux ambulances de l'armée, et s'est de nouveau embarqué pour les colonies au mois de juillet dernier. Je me propose de publier prochainement une série d'observations tout à fait inconnues en Europe sur des faits très-communs en Océanie et qu'il m'a communiqués avant son départ.

Si des considérations étrangères à la médecine l'ont empêché de publier sous son véritable nom les recherches dont il m'a fait part, je n'hésite pas à faire acte de justice élémentaire en révélant la source où j'ai puisé.

C'est en conformité de ces sentiments que j'ai donné le nom du docteur Sauvage à toutes les préparations qui viennent de lui, de même que je l'ai également donné aux instruments dont je suis l'inventeur.

Ces médicaments, empruntés au règne

végétal et minéral de l'Océanie, sont journellement employés par les indigènes et les étrangers qui fréquentent ces parages. Ce ne sont donc pas des remèdes secrets. Ils sont ignorés et non vulgarisés en Europe, ce qui est bien différent.

Les injections et lotions du docteur Sauvage doivent être données à des doses fixes. Elles ont donc nécessité la création d'instruments spéciaux pour les hommes et pour les femmes. Je les ai appelés : *Étuis hygiéniques du Dr Sauvage* pour des motifs de discrétion faciles à deviner.

Ces instruments, d'une capacité précise et rigoureusement déterminée, ont en outre l'inappréciable avantage de pouvoir se dissimuler, se transporter, ainsi que les flacons à injections, sans que l'étiquette en révèle aux indiscrets la destination et l'usage. Ce sont de simples objets de toilette et d'hygiène qui n'éveillent aucune idée de traitement ou de maladie, pas plus qu'un flacon de vinaigre ou d'eau de Cologne.

## POUR LES FEMMES

1° *Solution préservatrice.*

Cette solution, destinée à neutraliser l'effet d'une irritation passagère produite par des écoulements normaux, peut être considérée et devra être employée comme une eau de toilette journalière par les femmes sujettes aux flueurs blanches.

Elle s'emploie en lotions externes et en

injections, à l'aide de la seringue Sauvage. 1 cuillerée à café de la solution, étendue dans un demi-verre d'eau tiède ou froide, suffit à une injection ou à une lotion.

Elle sera surtout employée avant ou après le devoir conjugal, pour anéantir l'effet de l'irritation locale qui ne manque jamais de se produire chez la femme ayant une leucorrhée, même inoffensive.

Chaque flacon contient 30 doses.

2° *Solution curative.*

Cette solution ne sera employée qu'après visite du médecin, car elle ne s'applique pas aux états chroniques, mais seulement aux écoulements muco-purulents et contagieux.

Chaque flacon contient 30 injections.

2 à 3 injections par jour sont indispensables. Elles devront être pratiquées avec la seringue spéciale, la femme couchée sur le dos, les jambes élevées, de façon à laisser séjourner le liquide dans le vagin pendant 4 à 5 minutes chaque fois.

Un étui spécial renferme l'instrument et le flacon.

---

## POUR LES HOMMES

1° *Injection préventive.*

Cette injection de précaution, après tout rapprochement suspect, est réduite sous un très-petit volume et renfermée avec une petite seringue dans un étui spécial.

La seringue pénètre tout entière dans le

flacon et peut être ainsi remplie sans perte de temps ou de substance.

Chaque flacon contient 15 injections. — Elles devront être employées surtout après des excès bachiques ou vénériens. — Une seule injection dans les 24 heures.

2° *Injection curative.*

Cette injection ne devra jamais être employée que sur l'avis du médecin et après écoulement déclaré.

2 à 3 injections par jour suffisent dans les cas les plus aigus. — Elles devront toujours être faites avec les petites seringues calibrées de façon à contenir une dose exacte.

Tous les flacons, étuis et instruments doivent porter une marque spéciale déposée et être revêtus de la signature du docteur Sauvage.

On les trouve dans toutes les grandes pharmacies de Paris, et rue Mazagran, 5.



F. Aureau. — Imprimerie de Lagny.

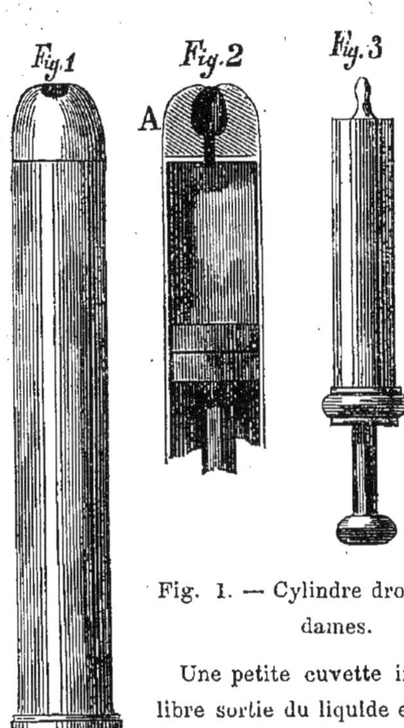


Fig. 1. — Cylindre droit en ivoire pour dames.

Une petite cuvette interne permet la libre sortie du liquide et sa pénétration dans les parties profondes inaccessibles aux autres instruments.

Fig. 3. — Coupe médiane indiquant la forme de la cuvette A.

Fig. 3. — Petite seringue en ivoire pour hommes.

F. AUREAU. — IMPRIMERIE DE LAGNY

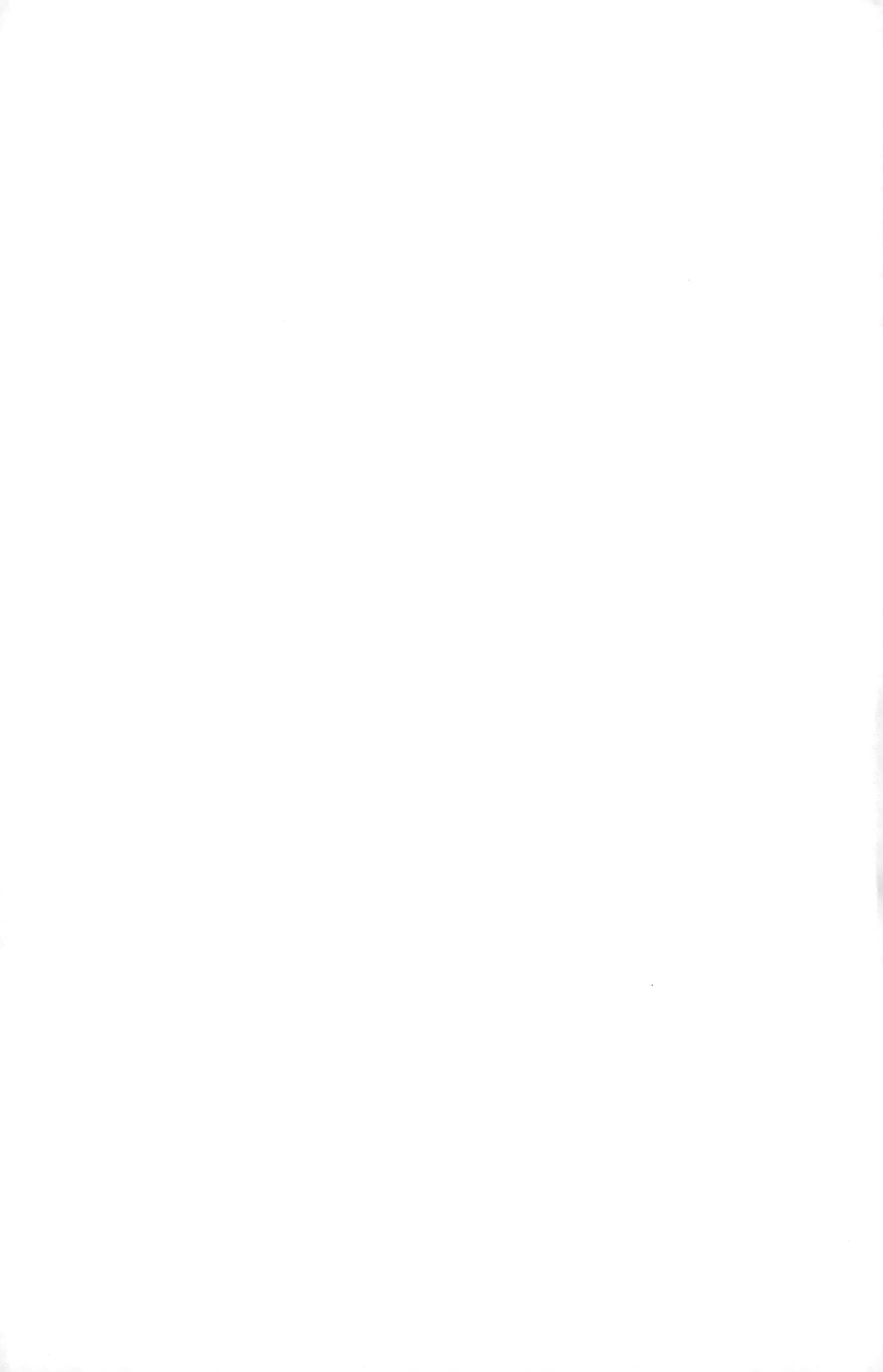

www.ingramcontent.com/pod-product-compliance
Ingram Content Group UK Ltd.
Pitfield, Milton Keynes, MK11 3LW, UK
UKHW021042230726
13926UKWH00004B/1615

9 782016 131824